Berthollet

T_e 138
159

Te 138
159

COURS

DE

MATIERE MÉDICALE

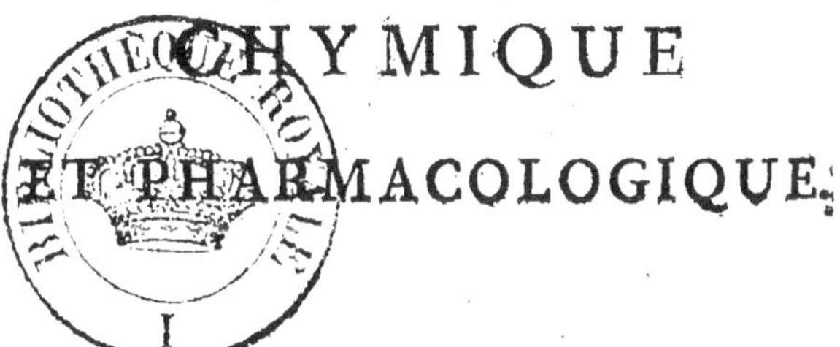

BIBLIOTHECA TROYE
I

CHYMIQUE

ET PHARMACOLOGIQUE.

T 1864
A. 99.

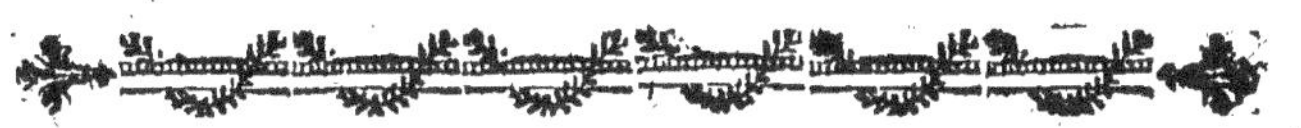

COURS

DE

MATIERE MÉDICALE

CHYMIQUE

ET PHARMACOLOGIQUE.

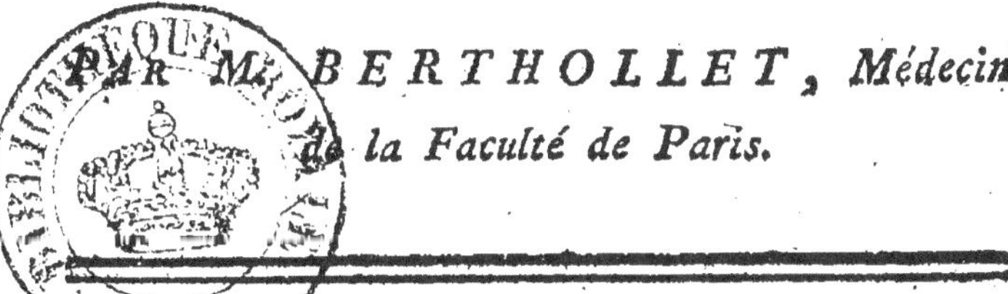

Par M. BERTHOLLET, Médecin de la Faculté de Paris.

PROSPECTUS.

Il est sans doute essentiel à ceux qui se dévouent à l'Art de guérir, de connoître les moyens qu'ils doivent employer, & d'avoir l'idée la plus exacte des médicaments. Cette vérité fut sentie de tout temps ; & l'on voit les Anciens décrire avec soin les remedes dont ils faisoient usage.

A ij

Cette partie de la Phyſique qui examine les corps ſimples & compoſés, qui développe les procédés de la Nature & les moyens par leſquels on peut la faire agir ſous ſes yeux, la Chymie, doit donc être le flambeau qui éclaire la Médecine dans le choix des moyens de guériſon qu'elle emprunte de la Nature.

Et en effet comment démêler ſans elle les réſultats des mêlanges, l'action réciproque des ſubſtances, les qualités & les vices des préparations, l'inutilité de pluſieurs ingrédients qui n'ont que des vertus précaires, ou qui ne different que par la forme ou le nom? comment diſtinguer les procédés utiles de ceux qu'enfante le Charlataniſme, cette hydre funeſte?

Cependant des Praticiens, témoins des abus de l'ancienne Chymie, ne ceſſent de dire encore que la Nature a d'autres procédés que l'Art; qu'elle offre gratuitement à chaque climat les remedes dont il a befoin ; qu'une eau minérale a toujours des propriétés qu'on ne peut lui donner dans un laboratoire.... Ils ne font pas attention que les moyens employés par les Chymiftes, font ceux mêmes de la Nature. Le pouvoir de l'homme fe borne à rapprocher les circonftances qui néceffitent fon action ; & le tartre émétique eft tout auffi bien une production de la Nature que l'ypécacuana ou la gratiole.

Quelques Médecins ont paru, même de nos jours, méprifer l'étude de la Chymie médicale, fous le prétexte que fes recherches ont été inutiles aux progrès de la théorie de la Médecine. Il eft très vrai que les analyfes chymiques ont jetté peu de jour fur les fonctions animales ; mais ce n'eft pas fous ce point de vue qu'il faut envifager l'utilité de la Chymie.

Les hommes font d'autant plus vains, qu'ils font moins éclairés. De-là cette faufſe ſcience qui rend téméraire , qui éleve des ſyſtêmes, qui cherche à tout expliquer, qui égare , mais qui éblouit le commun des hommes. Auſſi les premiers Chymiſtes , à la vue des phénomenes nouveaux qui ſe préſentoient à eux dans leurs laboratoires, ſe perſuaderent aveuglément , qu'ils avoient ſurpris la Nature dans ſa marche, dans ſes opérations ; & ſans autre examen , ils chercherent à perſuader qu'ils s'en étoient rendus les maîtres. Ils ſe pénetrerent d'une eſpece de fanatiſme impoſant; ils bouleverſerent toutes les idées ; ils affederent de mépriſer le grand Hippocrate ; ils changerent le traitement de toutes les maladies ; ils perdirent la véritable Médecine. Cette Chymie audacieuſe n'a rien de commun avec la ſcience modeſte qui porte aujourd'hui ce nom, telle cependant qu'elle eſt cultivée par les bons eſprits. Celle-ci juge elle-même ſes procédés avec ſévérité ; elle em-

prunte des autres fciences tous les fecours qu'elles peuvent lui fournir ; elle
s'occupe toujours à épier la marche de la
Nature ; &, comme l'art d'Hippocrate,
elle a pour bafe l'obfervation & l'expérience.

Au milieu des progrès furprenants que
cette fcience a faits de nos jours, j'ai
cru remarquer un vice effentiel dans la
façon dont on l'applique à la Médecine,
& fur-tout dans la façon dont on l'en-
feigne relativement à l'art de guérir. On
la fépare de la Matiere Médicale & de
la Pharmacie ; & cependant ce n'eft que
par la réunion de ces trois parties, qu'on
peut fe former des idées exactes. A quoi
fervira la defcription d'un médicament,
fi l'on ne fe fert de l'expérience pour en
développer la nature & les propriétés
phyfiques, & fi l'on ne préfente aux Au-
diteurs les procédés & les manipulations
qu'une defcription ne peut jamais faire
connoître qu'imparfaitement à ceux qui

R. F.

ne font pas initiés dans la fcience? Un autre inconvénient, qui réfulte de cette maniere, d'enfeigner la Matiere Médicale, regarde la méthode qu'on eft obligé d'adopter. Si l'on rapproche les fubftances par leurs propriétés chymiques, l'on préfente un fyftême chymique fans expériences; on dit ce qu'il faudroit montrer. Si on les claffe par leurs propriétés médicinales, tout eft confondu & tout devient arbitraire.

La Pharmacie eft néceffairement liée à la matiere médicale; elle eft foumife aux mêmes loix; elle demande à être éclairée par les mêmes lumieres. En général les jeunes Médecins la négligent trop & en fentent trop peu le prix. Ceux qui veulent la réduire à des opérations manuelles, l'expofent à des erreurs fréquentes & funeftes, & s'éloignent autant du vrai, que ceux qui fe perfuadent qu'avec la feule connoiffance des médicaments, & avec des recettes, on peut s'ingérer de l'art difficile de guérir.

Mais la Chymie, telle qu'elle est aujourd'hui, est une science immense & remplie de recherches subtiles sur une foule d'objets absolument étrangers à la Médecine. Elle exige une étude longue & difficile, une application presque exclusive ; & chaque jour voit éclorre des expériences, des faits, des syftêmes nouveaux. Ne seroit-il pas avantageux pour ceux qui, préférant une étude utile aux méditations brillantes de la Physique, ont pour but de se livrer sans réserve aux fonctions d'un Art qui exige par lui-même tant de travaux ; ne seroit-il pas avantageux, dis-je, qu'on élaguât de la Chymie tout ce qui n'a pas de rapport avec la Médecine, mais qu'on s'étendît avec beaucoup de soin sur la nature & les préparations des substances qu'un Médecin a intérêt de connoître ?

Qu'on ne me reproche pas de cher-

cher à circonfcrire l'étude de la Chymie:
je l'aime; rien ne m'intérefſe plus que
fes progrès ; & je féliciterai ceux qui
peuvent , fans négliger les fciences véritablement utiles à la Médecine, fatis-
faire la curiofité la plus légitime, & pro-
fiter des fecours qu'ils trouveront dans
les favants Profefſeurs de cette capitale :
mais pour ceux-là même , il ne feroit
pas inutile qu'on rapprochât fous un point
de vûe tout ce qui a véritablement rapport dans la Phyfique à l'art de guérir.

Frappé de l'avantage qui réfulteroit
de cette maniere d'appliquer la Chymie
à la Médecine , échauffé du zele qui
anime aujourd'hui les Membres du Corps
illuftre auquel je commence à apparte-
nir , pour tout ce qui tend à la perfec-
tion de l'Art dont il s'occupe, j'ai ofé
me charger d'exécuter le projet dont
l'utilité m'a féduit. Je me fuis dit : Je
confulterai les lumiéres des Maîtres con-
fommés de mon Art; j'aurai bientôt le

bonheur de pouvoir demander fouvent leurs avis, & d'entendre leurs décifions fur les objets les plus difficiles ; je concentrerai mes occupations fur cette partie fi intéreffante. Pourquoi n'aurois-je pas le noble orgueil de croire que je pourrai avec tant de fecours, & dans les circonftances heureufes où je me trouve, me rendre utile à ma maniere ?

Je me propofe donc d'entreprendre un Cours de Matiere Médicale, Chymique & Pharmacologique, dans lequel je préfenterai les fubftances qui font employées en Médecine avec toutes les expériences propres à en développer la nature & les principales préparations pharmaceutiques dans lefquelles on les emploie.

Pour ne point rompre la férie qui doit lier les idées, je diviferai mon Cours en deux parties, & je renverrai à la feconde les préparations pharmaceutiques qui n'auront pû fe claffer dans l'ordre chymique.

L'analyfe par le feu dénature prefque toujours les produits des végétaux ; & quoiqu'elle préfente des phénomenes importants pour la Chymie philofophique, elle eft rarement utile pour la connoiffance des médicaments tirés de ce regne. L'analyfe menftruelle, fecondée cependant de l'action de la chaleur & de l'influence de fes différents degrés, eft d'une beaucoup plus grande importance : c'eft par fon moyen qu'on dégage les principes inutiles ou dangereux de ceux qui doivent être employés, & qu'on détermine d'une maniere non douteufe les rapports phyfiques d'un médicament végétal.

Le regne minéral offre à la curiofité une infinité de chofes étrangeres à la Médecine. Je n'en emprunterai que ce qui eft néceffaire pour former cette chaîne d'idées qui conftitue la fcience; mais je ne négligerai aucun détail, & je m'étendrai beaucoup plus qu'on ne le fait dans les Cours de Chymie fur toutes les fubftances dont on fe fert en Médecine, par exemple fur les eaux minérales.

Dans l'analyfe animale, je m'étendrai davantage fur les objets indifférents à la pratique, pour ne rien négliger de ce qui peut fervir & de ce qu'on a cru pouvoir fervir à la théorie médicinale.

Le Chymifte ne doit point perdre de vue les limites qui féparent les phénomenes qui dépendent de l'organifation d'avec ceux qui doivent être l'objet de fes recherches. Le corps animal peut être confidéré fous deux rapports : il eft paffif & foumis aux impreffions chymiques, comme les autres corps ; mais il exerce une réaction qui lui eft propre, qui découle du principe de la vie & qui a la plus grande influence fur les réfultats de l'économie animale. La faine théorie médicinale accueille toutes les expériences & les obfervations phyfiques qui

ont pour objet l'état paffif du corps animal ; mais elle ne doit juger que par
des obfervations qui lui font propres ,
de cette affe&ion , de cette réa&ion aux
mouvements excités par l'a&ion des médicaments & des changements qui ra-
menent l'intégrité des fon&ions animales ; & elle dédaigne à cet égard les
efforts de la Phyfique, fi multipliés &
toujours vaïns.

Je tâcherai donc, en appliquant im-
médiatement la Chymie à l'Art de guérir, de faire fervir cette fcience (fans
chercher à en étaler le fafte) autant à
diffiper les préjugés qu'on puife facile-
ment, même dans les livres de Matiere
Médicale & de Médecine, qu'à donner
une connoiffance exa&e des médicaments
& à fimplifier leurs préparations. J'aurai
foin d'expofer , fans enthoufiafme & fans
prévention, en parlant de chaque fub-
ftance, le jugement que les plus célebres
Praticiens ont porté de leurs vertus ; &

loin d'étendre les prétentions de la Chymie, je chercherai toujours à infpirer le
goût d'une Médecine fimple & rappro-
chée de la Nature.

Ce Cours fera annoncé par des Affiches.

Typis mandetur per me licet.

S. C. DESESSARTZ, Decanus.

---

*Vu l'Approbation, permis d'imprimer,
le 7 Septembre 1779,*

LE NOIR.

De l'Imprimerie de DIDOT l'aîné, rue Pavée.

www.ingramcontent.com/pod-product-compliance
Lightning Source LLC
LaVergne TN
LVHW021504060726
842527LV00006B/2441